ESSAI

D'UN NOUVEAU PLAN

D'OBSERVATIONS MÉDICALES.

ESSAI

D'UN NOUVEAU PLAN

D'OBSERVATIONS MÉDICALES,

POUR LES RENDRE

MOINS INCERTAINES ET PLUS UTILES

AUX PROGRÈS DE L'ART.

PAR GEORGE FORDYCE, D.M.

TRADUIT DE L'ANGLAIS

AVEC QUELQUES NOTES,

PAR F. SWEDIAUR D. M.

PARIS;

DE L'IMPRIMERIE DE J. H. STONE.

1811.

ESSAI

D'UN

NOUVEAU PLAN

POUR PERFECTIONNER

LES OBSERVATIONS MÉDICALES.

———

L'ENSEMBLE des témoignages et des preuves
sur lesquels reposent nos connaissances en
médecine a été basé, jusqu'à présent, sur
les déductions que les Médecins ou Chirur-
giens praticiens ont faites et communiquées
au public. Les cas particuliers qui ont con-
duit à ces résultats ont été rarement publiés,
et ceux qui l'ont été se rapportaient principalement à des maladies extraordinaires,
qu'on ne faisait connaître que dans le but de
prouver certains points de systèmes particuliers, ou afin de se faire valoir auprès du public,

1

de manière que ces observations ne peuvent guère servir de base à un jugement solide.

Afin d'obvier à ces inconvéniens, le plan suivant a été tracé avec l'intention de rendre les cas plus évidens, en les analysant, en plaçant les progrès de chaque symptôme particulier dans une colonne séparée, et en montrant ainsi sa connexion et sa correspondance avec les autres symptômes de la même maladie.

Si l'on parvenait à former un plan parfait de cette espèce, et que l'on s'y conformât strictement pour la description de chaque maladie, cette description porterait avec elle un haut degré de certitude ; et une collection complète de cas décrits de cette manière, formerait un cours complet de médecine, autant que l'état actuel de nos connaissances le permet.

Le résultat en serait que nous nous débarrasserions d'un nombre prodigieux d'opinions diverses et même quelquefois opposées, dont la science médicale a été jusqu'ici entremêlée, et que nos opinions seraient basées, à l'avenir, sur un fondement solide, au lieu de flotter dans le vague, comme aujourd'hui, au gré des praticiens.

Un second effet, produit par un plan perfectionné de cette espèce, seroit de placer chaque cas sous son vrai point de vue, et de reconnaître ce qui nous manque encore pour porter un jugement certain. De cette manière, on verroit d'un coup-d'œil les causes et les symptômes les plus ordinaires des maladies ; leur influence sur les fonctions les plus importantes, leur marche, les remèdes dont elles sont susceptibles, les effets directs ou indirects de ces mêmes remèdes ; en un mot, tout ce qu'il est nécessaire de savoir pour pratiquer avec sécurité. Il est d'autant plus indispensable, en Angleterre, d'avoir, pour chaque malade, un de ces tableaux particuliers, qu'il arrive fréquemment qu'on n'y appelle, au commencement d'une maladie, qu'un officier de santé subalterne, à qui on confie le traitement, jusqu'à ce que la maladie se prolongeant ou s'aggravant, on ait enfin recours à un médecin titré. Celui-ci ne peut donc connaître ce qui a précédé sa visite, que par le rapport de l'apothicaire ou par celui du chirurgien qui ont vu le malade avant lui, et qui, par cette raison, devroient être bien instruits de tout ce dont il convient de tenir note pour pouvoir en informer le médecin consulté.

Les circonstances à considérer dans l'histoire d'une maladie quelconque, peuvent être rangées d'après le plan suivant. Nous distinguons d'abord celles qui sont antérieures à la maladie; ou simultanées avec son invasion : celles-ci ne changeant point dans le cours de la maladie, et ne devant être mentionnées qu'une fois, se trouvent à la tête du Tableau, dans des colonnes horizontales. Le reste de l'histoire se compose de toutes les circonstances susceptibles de changement pendant tout le cours de la maladie ; et par cette raison, elles doivent être indiquées jour par jour : elles se trouvent dans des colonnes verticales, qui peuvent être aussi multipliées que cela est nécessaire.

Les colonnes horizontales sont au nombre de neuf, et indiquent ;

1.º Le climat qu'habite le malade ;

2.º Le cours des saisons antécédentes,

3.º La température actuelle de l'atmosphère ;

4.º Les maladies régnantes ou épidémiques ;

5.º Le tempérament du malade ;

6.º L'idiosyncrasie, ou les particularités qui lui sont propres ;

7.º Sa manière de vivre habituelle ;

8.º Son âge, ses maladies précédentes, et autres circonstances physiques et morales dans lesquelles il se trouve ;

9.º Enfin, les causes occasionelles de sa maladie actuelle.

(5)

Dans la première colonne, sous la rubrique du climat, il faut noter,

1.º L'endroit du globe dans lequel le malade se trouvait lorsqu'il a été attaqué de la maladie: la science médicale devant être permanente, et les villes et royaumes étant sujets à des variations politiques et physiques, il faudrait marquer la longitude de l'endroit prise d'un point de la terre bien connu et non sujet à varier aisément : la latitude n'est sujette qu'aux vicissitudes que les révolutions des siècles peuvent amener;

2.º Son exposition relativement au soleil ;

3.º Les vents qui y dominent le plus ordinairement, et leur influence sur l'atmosphère;

4.º La situation de cet endroit, relativement à l'élévation des pays adjacens , et au niveau de la mer ;

5.º La nature du terrain , eu égard à l'humidité et à la sécheresse, et sa situation relativement aux rivières, lacs ou marais voisins ;

6.º La qualité des eaux dont les habitans font usage pour leurs besoins , et la quantité dont il peuvent disposer : car, par là , nous sommes souvent en état de connaître les moyens par lesquels sont entraînés les débris d'alimens non consommés, ainsi que toutes les autres substances putrescibles ;

7.º La température moyenne de l'atmosphère dans les différentes saisons;

8.º La nature des matières qui flottent ordinairement dans l'atmosphère, à raison de la grandeur de la ville, des fabriques ou manufactures, des exhalaisons minérales, etc.;

9.º La structure des maisons;

10.º La manière de vivre des hábitans : par là nous entendons leurs mœurs, leurs habitudes, leurs usages relativement à la nourriture, à la boisson, au sommeil, à l'habillement, à l'exercice et à l'emploi du temps; considérations qui toutes tendent à jeter quelque jour sur la nature des maladies dans tous les rangs de la société.

Pour présenter un exemple de ce que je viens de dire, j'ai essayé de décrire le climat de Londres.

Londres, situé à 51º 31′ de latitude nord, et à 5º 37′ de longitude à l'ouest de Greenwich, ou 5º 16′ 23″ à l'est de la communication de la Méditerranée avec l'Océan, est une des plus grandes villes de l'Europe, ayant environ cinq milles anglais de longueur, et trois de largeur, sans compter les rangs des maisons bordant les grands chemins qui y aboutissent. (Un mille anglais contient 1691,6485 fois la longueur d'un pendule à secondes.) La plus grande partie de la ville est située sur la rive septentrionale d'une rivière appelée la *Tamise*. Le sol sur lequel cette partie de la ville repose, est une colline qui s'élève d'abord rapidement depuis le bord de la rivière , et ensuite graduellement, quoique inégalement, vers le nord-ouest, qui est la partie la plus haute de la ville. Au midi de la Tamise , le terrain étant plat, on a contenu cette rivière par des digues artificielles ; mais l'eau ne croupit point dans les fossés, parce qu'elle est constamment agitée par la marée. — De ce côté de la ville est un quartier appelé *Southwark*, lequel a environ un mille de longueur et autant de largeur, et au-dessous duquel il n'y a actuellement (en 1793) qu'un rang de maisons le long de la rivière. —La ville de Londres s'étend à l'ouest jusqu'à l'endroit où la rivière abandonnant le pied de la colline, se dirige vers le midi. Depuis cet endroit, la rivière est contenue des deux côtés en remontant, par une digue artificielle, et est d'ailleurs bordée dé maisons jusqu'à ce qu'elle traverse deux vieilles villes (*West-minster* et *Lambeth*) dont la plupart des maisons tombent en ruines, et qui ont environ un mille de longueur et autant de largeur, sans compter la rivière. — Outre les maisons qui bordent les grands chemins, Londres est entourée de grands villages, particulièrement au nord-ouest, et au sud-est.—La Tamise parcourt la vallée, dans l'espace de plusieurs milles au-dessus et au-dessous de Londres, sur un lit de gravier probablement soutenu par une couche d'argile.—La vallée est bordée, des deux côtés, de collines qui n'ont pas plus de 400 pieds de hauteur. Tant que la rivière coule au milieu de la vallée, elle est contenue, des deux côtés, par une digue artificielle dont l'ancienneté surpasse celle de l'histoire, et qui s'étend à plus de trente milles. Lorsque la rivière baigne le pied d'une colline, la digue est interrompue de ce côté. La largeur ordinaire de la rivière, lorsqu'elle n'est pas augmentée par les pluies ou la marée, est d'environ un quart de mille. — Elle n'a pas plus de 12 pieds de profondeur, et dans les grandes sécheresses il est arrivé quelquefois que les chevaux ont pu la traverser à gué. — La marée remonte la rivière jusqu'à quinze milles au-dessus de Londres; à Londres même, elle s'élève au printemps, de douze à quatorze pieds.

L'eau est très-pure à quelques milles au-dessus de la ville; près de la ville elle est mêlée de limon et de matières mucilagineuses et putrides.—Lorsqu'on la conserve dans des tonneaux, elle se purifie spontanément par la putréfaction, et demeure ensuite pure ; mais elle ne se corrompt jamais sensiblement dans la rivière même, ni au fond des citernes, dans lesquelles on la conserve quelquefois pendant plusieurs jours. — A l'orient, dans la partie basse de la ville, et prise dans le temps de la haute marée, elle contient un peu de sel marin ; mais cette salure ne s'étend pas jusqu'au milieu de la ville. — Sa pesanteur spécifique est à peu près la même que celle de l'eau distillée. — Elle est portée dans les maisons, pour l'usage des habitans, par différentes machines hydrauliques, dont les principales sont des pompes à feu.

La ville est aussi approvisionnée d'eau par un aquéduc, qui l'amène du nord par un canal d'environ soixante milles de longueur.— Cette eau est pure et limpide, excepté pendant les grandes pluies, qui y charient de l'argile. Sa pesanteur spécifique est aussi la même que celle de l'eau distillée, et elle est susceptible d'être gardée sans se corrompre. Elle est portée, dans les différentes maisons de la ville, par des tuyaux de bois qui passent sous les rues.

De plus, dans quelque endroit de la ville qu'on creuse, on trouve partout des sources abondantes, dont l'eau contient un peu de sel marin, et une plus grande quantité de sulfate de magnésie, assez dans quelques endroits pour se reconnaître au goût, et pour rendre l'eau purgative. Elle contient aussi un gaz qui est quelquefois en assez grande quantité pour faire pétiller l'eau et la rendre agréable au goût. — On se servait autrefois de ces eaux de sources; aujourd'hui elles sont abandonnées, parce que l'eau de la rivière et de l'aquéduc coûte beaucoup moins. — On ne se sert jamais de l'eau de pluie, parce qu'elle est toujours impure à cause de la poussière qui flotte dans l'air, et qui couvre les toits des maisons. — La quantité d'eau que fournissent l'aquéduc et les pompes est de 109,440 pieds cubes par heure.

La vallée que parcourt la Tamise est graveleuse, généralement sèche, à cause des digues qui contiennent la rivière : elle ne commence à devenir marécageuse qu'à un mille au-dessous de la ville. — Les collines sur lesquelles repose la principale partie de la ville sont un mélange d'argile et de sable, mais le sable y est en plus grande proportion.

Les vents qui dominent le plus fréquemment à Londres, sont ceux qui soufflent du sud-ouest au nord-ouest et du sud-est au nord-est.

Les vents d'ouest traversent l'Océan Atlantique, et n'arrivent sur Londres qu'après avoir parcouru un espace de près de deux cents milles du territoire de la Grande-Bretagne, et sur l'Irlande, quand ils inclinent vers le nord.—Ils sont généralement humides, quoique bien moins qu'à leur arrivée sur les côtes occidentales de l'Irlande. Le baromètre baisse ordinairement pendant leur durée. C'est surtout dans les mois de septembre, novembre, décembre et février qu'ils dominent. Ils sont presque toujours chauds, excepté au mois de novembre, lorsqu'ils viennent du nord-ouest. —Les vents d'est n'arrivent à Londres qu'après avoir traversé le vaste continent de l'Europe. Ils sont toujours secs; ils font hausser le baromètre; ils dominent surtout dans les mois de janvier et mars, et au commencement d'avril : ils sont froids, excepté lorsqu'ils soufflent dans les mois de juillet et d'août.

Le degré de chaleur de l'air varie beaucoup et reste rarement le même plusieurs jours de suite. Chaque année diffère aussi totalement des précédentes, non-seulement par la température, mais encore par l'humidité et la quantité de pluie.—Quelquefois l'hiver est rigoureux, et il gèle alors presque sans interruption depuis le mois de novembre jusqu'au mois de mai :

quelquefois, au contraire, la gelée ne dure
pas plus de dix à douze jours de suite. Communément il commence à geler un peu dans
les mois de novembre et de décembre, qui
d'ailleurs sont ordinairement très-humides,
et pendant lesquels il fait beaucoup de brouil-
lards. C'est généralement au mois de janvier
qu'il gêle le plus fortement : février est
communément un mois humide, d'une température douce et plus favorable à la végéta-
tion que le mois de mars, qui est généralement
froid et sec. — Les mois d'été ne varient pas
moins : tantôt il fait, pendant trois mois de
suite, une grande chaleur, tantôt elle dure
à peine huit jours. C'est communément dans
la dernière moitié de juillet qu'on éprouve
les plus grandes chaleurs. Au mois d'août il
tombe souvent de grosses pluies, surtout dans
la dernière quinzaine. — Le mercure s'élève
quelquefois jusqu'au-dessus de 80° du thermomètre de Fahrenheit ($21°\frac{1}{3}$ de celui de Réaum.);
rarement jusqu'à 86° F. (24° R.) : mais la
chaleur la plus commune pendant l'été, est
de 65 à 75 F. (14 à 19° R.). En hiver, le thermomètre baisse quelquefois jusqu'à 15° F.
($7\frac{1}{2}$ R.). On l'a vu à 0 F. ($14°\frac{1}{2}$ au-dessous de
0 R.), et au-dessous, mais cela est très-rare.
La température la plus ordinaire de l'hiver est

de 20 à 30° F. (5 $\frac{1}{3}$ à 1° au-dessous de 0 R.)
quand il gèle, et de 40 à 50° F. (de 3 $\frac{1}{2}$ à 8° R.)
quand il ne gèle pas.

Lorsque l'air est sec, il est souvent obscurci
et toujours chargé d'une poussière formée par
les cendres et par la suie qui s'élèvent du
combustible le plus ordinaire, le charbon de
terre; par le fumier que produit l'immense
quantité de chevaux, et qui est réduit en
poudre très-fine par le grand nombre de
chariots et autres voitures dont les rues sont
toujours remplies, et par les débris du granit
et des cailloux qui servent à paver les rues
et les grands chemins, et que le frottement
des roues en détache sans cesse. — Cette
poussière pénètre partout dans les maisons,
et il n'est pas douteux qu'elle n'entre souvent
dans la trachée-artère, qu'elle n'adhère à la
surface des poumons, et qu'elle ne soit fréquemment une cause de toux, avec difficulté
de respirer, surtout pour ceux qui n'y sont
pas accoutumés.

La plupart des rues sont larges; il en est
peu qui ne le soient pas assez pour deux
voitures de front; plusieurs en admettraient
facilement cinq et davantage, surtout dans
les parties de la ville qui ont été nou-
vellement bâties, et qui en font plus de la

moitié. Ces dernières rues ont rarement moins de quarante pieds, et souvent plus de soixante. — Elles sont bien pavées et propres, malgré l'énorme quantité de fumier de cheval qui y tombe. — Il y a plusieurs places de cent à mille pieds anglais en carrés. — Les trois quarts au moins des maisons ont un étage souterrain pour la cuisine et les autres offices, au-dessous du niveau duquel on a creusé un canal qui communique de l'intérieur des maisons, avec un grand canal pratiqué sous la rue pour y entraîner les matières liquides susceptibles de putréfaction. Des tombereaux passent deux fois par semaine pour enlever les cendres, les os, etc. — La plupart des maisons sont construites sur le même plan. Il y a à chaque étage une grande chambre sur le devant et une ou deux autres plus petites avec l'escalier sur le derrière. Chaque maison a communément quatre étages, outre celui qui est au-dessous du niveau de la rue.

La ville est complétement habitée ; il n'y a que très-peu de maisons qui ne le soient pas. On ne connaît le nombre des habitans que par conjecture. Je ne crois pas qu'il s'éloigne beaucoup d'un million. On peut les partager en plusieurs classes.

La première comprend les gens riches qui vivent de leurs rentes, soit qu'ils aient acquis leur fortune par héritage, ou par quelque autre moyen subit ou rapide. De ce nombre sont quelques négocians du premier rang.— Les hommes de cette classe se promènent beaucoup le matin, et font assez d'exercice : à la campagne, où ils passent une partie de l'année, ils s'occupent principalement de la chasse. Ils ont communément une constitution robuste, et sont rarement malades ; leurs maladies sont fortes et caractérisées, et ils supportent bien les remèdes énergiques.— Les dames de cette classe prennent rarement l'air, excepté en voiture : elles se tiennent presque toujours renfermées dans leurs maisons, où elles ne travaillent pas et ne prennent aucun exercice ; aussi, quoique les chambres soient spacieuses, et qu'on y entretienne partout la plus grande propreté, leur constitution est-elle extrêmement délicate ; d'où il résulte que les causes de maladie les plus légères les affectent gravement : mais comme leur situation les met à l'abri de la contagion et d'un froid soudain, qui sont les causes les plus ordinaires des maladies violentes, elles arrivent à un âge fort avancé, malgré leurs fréquentes indispositions; mais leurs maladies sont ordinairement peu graves, d'un cours irrégulier, et ne doivent être traitées qu'avec la plus grande circonspection ; car ces malades ne supportent point les remèdes actifs. Il n'est donc pas étonnant que leurs médecins acquièrent si facilement l'habitude d'une pratique foible et peu énergique, qui malheureusement a souvent dégénéré en mode, et a gagné non-seulement toute la capitale, mais tout le royaume, parce que ces praticiens, quoiqu'ils ne soient pas toujours les plus instruits ni les plus judicieux membres de la Faculté, sont pourtant toujours ceux qui s'enrichissent le plus promptement. — Les laquais de cette classe riche sont comme les esclaves des anciens, oisifs et paresseux : ils ne font que peu d'exercice, et n'en font aucun, s'ils peuvent s'en dispenser ; ce qui rend leur constitution fort irritable, et comme ils restent d'ailleurs fréquemment exposés aux intempéries de l'air, et souvent en hiver jusqu'à trois ou quatre heures du matin, ils sont extrêmement sujets à des maladies graves, particulièrement à celles qui affectent la poitrine. Si l'on en excepte les premiers domestiques des grands seigneurs, presque tous meurent dans un âge peu avancé.— La constitution des femmes - de - chambre ressemble à celle de leurs maîtresses.

La seconde classe comprend les ecclésiastiques, les hommes de loi et les médecins.

Les premiers sont ici en plus petit nombre que peut-être dans tout autre pays. Leur manière de vivre étant en général très-régulière, ils arrivent souvent à un grand âge ; mais ils sont fort sujets à l'hypocondrie. Peut-être l'idée qu'ils n'occupent pas dans la société le rang qu'ils croient devoir y tenir, contribue-t-elle à ce genre d'affection. — Parmi les hommes de loi, ceux qui ne sont pas fort occupés, peuvent être considérés comme des personnes indépendantes du public, et qui constituent la première classe de la société. Ceux qui sont fort occupés contractent souvent une constitution faible et délicate par l'excès de l'étude ou du travail d'esprit, et sont sujets à des maladies chroniques de l'estomac et des intestins. — Les médecins sont en si petit nombre qu'il ne vaut presque pas la peine d'en parler. Il y en a à peine deux cents en tout, et de ce nombre il n'y en a pas, à beaucoup près, la moitié qui pratiquent. Ils sont souvent malades, ce qui ne les empêche pas, en général, de devenir vieux, à moins qu'ils ne soient emportés par quelque maladie contagieuse dans le commencement de leur pratique, et avant qu'ils soient habitués à braver la contagion. — Les procureurs et les apothicaires doivent être rangés, relativement à l'influence

2

de leur profession sur leur santé, dans la même classe que les petits marchands qui tiennent boutique, et dont nous aurons bientôt occasion de parler.

La troisième classe comprend les négocians et les riches marchands. La plupart d'entr'eux ont, à une petite distance de la ville, une maison de campagne où les femmes passent l'été, prennent fréquemment l'air et se promènent beaucoup, ce qui fait qu'elles n'ont ni la constitution délicate, ni l'irritabilité des femmes de la première classe; d'autant plus que dans toutes les saisons elles mènent, en général, une vie très-réglée, se couchant presque toujours avant minuit et se levant vers les neuf heures du matin : aussi jouissent-elles d'une meilleure santé; leurs maladies sont plus rares et plus régulières, et elles supportent mieux les remèdes énergiques. — Quant aux hommes, les uns mènent une vie sédentaire, et passent la plus grande partie de leur temps à écrire, courbés sur leur poitrine, ce qui les expose à des maladies dans les organes de la digestion : d'autres font beaucoup d'exercice, particulièrement à cheval, et vont souvent coucher à la campagne ; ceux-ci jouissent d'une meilleure santé, à moins qu'ils ne se livrent trop aux plaisirs de la table ; car les uns et les autres sont communément très-amateurs de la bonne chère.

La quatrième classe est composée des petits marchands, des revendeurs et des manufacturiers. Ce sont généralement des gens sobres et réglés dans leur manière de vivre ; mais le peu d'exercice qu'ils prennent en plein air, les rend, hommes et femmes, très-irritables et sujets à des maladies qui sont graves et dangereuses. Aussi en est-il peu qui atteignent un âge très-avancé.

La dernière classe est celle des ouvriers, des artistes subalternes, tant dans les fabriques que dans les ateliers, ou en plein air, et, en général, de tous ceux qui gagnent leur vie par un travail pénible et journalier. Tous ces gens là sont, à peu d'exceptions près, ce qu'il y a de plus immoral, de plus débauché et de plus déréglé dans l'espèce humaine, et probablement à Londres plus que partout ailleurs. Très-adroits et très – assidus à leur ouvrage, quand ils sont dans le besoin, mais dépensant bientôt tout l'argent qu'ils ont gagné, et passant, tant qu'ils en ont, tout leur temps à boire et à se livrer à toutes sortes de débauches, s'exposant d'ailleurs tous les jours à toutes les intempéries de l'air, leur vie est une alternative continuelle de travaux excessifs, ou de paresse, d'ivrognerie et de la plus crapuleuse oisiveté. — Leurs femmes passent de même, chaque semaine, de l'abondance à la détresse, et quelque sobres qu'elles soient naturellement, elles sont bientôt forcées d'imiter l'inconduite de leurs maris, et de mener comme eux une vie très-irrégulière et très-débauchée. — Auss sont-ils les uns et les autres très-sujets à toutes sortes de maladies graves et particulièrement aux maladies de poitrine.

Mais c'est surtout aux petits enfans que le séjour de Londres est pernicieux. Parmi ceux qu'on élève par charité dans les hôpitaux, on a trouvé que, toutes choses égales d'ailleurs, il en meurt un tiers de plus dans la ville que dans la campagne. C'est surtout dans la dernière classe des habitans que cette mortalité est effrayante. Là les mères étant presque toujours obligées de travailler excessivement pour vivre, et souvent frustrées par leurs maris, du produit de leur travail, n'ont pas le temps de soigner leurs enfans; ensorte que, malgré le goût général de la nation pour la propreté, elles les laissent se vautrer dans l'ordure, toujours privés d'exercice, respirant un air corrompu, et fort mal nourris, d'autant plus que dans l'espérance

d'en avoir un moins grand nombre à leur
charge, elles ne les sèvrent qu'à l'âge de deux
ou trois ans. Cette pratique pernicieuse s'est
malheureusement répandue parmi quelques
femmes des classes supérieures, tandis que
celles du premier rang refusent leur lait à
leurs enfans, et les livrent à des nourrices
mercenaires, qui, dépourvues pour eux de
toute affection maternelle, ne les soignent
pas aussi bien que pourraient le faire leurs
propres mères. — Telles sont probablement
les causes qui rendent le séjour de la capitale
si meurtrier pour les petits enfans, qu'il en
meurt plus de la moitié avant l'âge de
cinq ans.

La *seconde* colonne horizontale du tableau
indique l'influence des saisons précédentes,
ou l'état de l'atmosphère pendant ces mêmes
saisons.

Le but principal de cette colonne est de
fournir l'une des bases nécessaires pour par-
venir à la connaissance des causes des épidémies.

On sait que la même espece de maladie
se déclare quelquefois et se propage en même
temps dans une ville, dans tout un pays, et
même sur tout un continent ; qu'elle exerce,
pendant un certain temps, ses ravages, et

qu'elle cesse ensuite : c'est ce que nous nommons une épidémie. Je ne prétends pas présenter ici une histoire complète de ces sortes de maladies, je veux seulement remarquer que les différens états du corps humain, résultant de la température, de l'humidité, etc. de l'atmosphère dans laquelle un homme a vécu pendant un certain temps, le rendent souvent plus sujet à certaines maladies particulières, que la température dominante au moment où sa maladie s'est déclarée. Les habitans de la même ville, de la même nation ou du même continent, étant quelquefois exposés à des constitutions toutes semblables de l'atmosphère, il en résulte que la constitution physique de tous ces habitans se trouve également susceptible d'être affectée par les causes de la même maladie : si donc les causes ont généralement agi, la maladie sera universelle ou épidémique dans tout le pays; si les causes ont agi partiellement, la maladie sera épidémique dans la ville ou dans le pays où leur influence s'est fait sentir; et si elles n'ont agi nulle part, il n'y aura point d'épidémie, malgré les dispositions antérieures.

Par exemple, les dyssenteries sont souvent produites, en automne, par l'humidité et le froid de cette saison ; mais dans certains automnes également froids et humides, la même maladie n'est pas aussi générale. Il en est où elle est épidémique au plus haut degré ; dans d'autres, elle paraît à peine. Ce n'est donc pas l'état de l'atmosphère dans cette saison qu'il faut regarder comme la seule cause de l'épidémie ; il n'en serait résulté aucun effet, si l'été précédent n'eût pas fourni la disposition.

Des étés longs et chauds disposent à la dyssenterie. En Angleterre, ou à Londres, les étés commencent quelquefois en avril, et durent jusqu'à la fin d'août avec une chaleur inégale, mais considérable : dans d'autres années, l'été ne commence qu'au mois de juin et finit au commencement d'août ; pendant ce temps, la chaleur arrive rarement à 70° de F. (17° de R.). Dans ce dernier cas, on ne voit presque point de dyssenteries en automne ; mais dans le premier, elles sont très-fréquentes et très-violentes, surtout lorsque le froid et l'humidité de l'automne arrivent brusquement ou par accès : mais, quoique l'été soit long et chaud, cette même maladie ne se manifestera pas si l'automne est sèche et chaude.

Il est difficile de dire jusqu'où nous devons porter nos recherches sur les saisons précédentes : je crois avoir remarqué des effets qui remontaient à trois années : par exemple, les années 1779, 1780, 1781, ont eu des étés longs ou très-chauds, et des hivers doux. Il est bien connu que le séjour au milieu d'un air chaud dispose aux fièvres intermittentes et rémittentes. Dans la première de ces trois années, de pareilles fièvres furent très-rares; l'on n'en vit presque pas : elles commencèrent à se montrer dans la seconde, et furent très-fréquentes à la fin de la troisième; de sorte que j'en observai treize à la fois dans l'hôpital de Saint-Thomas : elles avaient pris naissance dans les environs de Londres, et continuellement alors nous avions un grand nombre de ces maladies (1).

On peut connaître l'état des saisons précédentes, d'après les tables météorologiques des journaux, qui sont souvent dressées avec grand soin : si quelque société savante s'en occupe, il n'est pas nécessaire que le praticien s'en occupe lui-même. Une pendule suppléeroit avantageusement à ces tables, si l'on adaptait au thermomètre, et à la mesure de la quantité de pluie tombée, etc. le procédé de M. Cummins, comme il l'a appliqué au baromètre; ce qui serait facile à exécuter.

(1) On amène, des parties marécageuses de la campagne, aux hôpitaux de Londres, un grand nombre de personnes attaquées de fièvres intermittentes.

En notant l'état des saisons précédentes, il est probable que l'on répandrait un grand jour sur le déclin des maladies, aussi bien que sur leurs propagations; mais il faut une longue suite d'observations avant que l'on en puisse retirer un grand avantage.

La *troisième* colonne contient l'état actuel de l'atmosphère, qu'il serait bon d'indiquer, non-seulement tel qu'il se trouvait avant et pendant l'invasion de la maladie, mais pendant tout son cours. Cela est difficile à cause des diverses circonstances auxquelles il faut prendre garde, et dont plusieurs ne peuvent être indiquées, ni par les observations consignées dans les journaux, ou rédigées par des particuliers, ni par les pendules. La pesanteur de l'atmosphère doit être notée avant tout, ainsi que son degré d'humidité. Le vent est important, sous ce rapport que les différens vents ont, dans des contrées particulières, des effets tout particuliers : le vent d'est, par exemple, est dans ce pays, un vent desséchant; il produit du froid en dissolvant l'humidité, au point qu'on s'en aperçoit dans la chambre d'un malade attaqué de rhumatisme. On ne peut juger de la pureté de l'air par des expériences quelconques, faites hors de la chambre du malade, s'il y est enfermé avec soin. On a dernièrement imaginé des méthodes pour déterminer la quantité d'air pur contenue dans l'atmosphère ; mais ces méthodes indiquent la même quantité d'air pur dans l'atmosphère d'une salle d'hôpital, où l'infection est portée au plus haut degré, que sur les bords d'un ruisseau qui roule ses eaux sur un lit de sable ou de cailloux.

Il paraît qu'il s'agit bien moins de trouver la quantité d'air pur contenue dans l'atmosphère que de découvrir les substances hétérogènes qui y sont mêlées. C'est ainsi qu'il est très-différent pour un buveur d'eau, qu'elle tienne en suspension de la poussière de sable blanc ou de l'arsenic.

Les marques auxquelles on reconnaît que l'air d'une chambre est pur, ou plutôt qu'il ne contient rien de nuisible en vapeurs, en poussière, ou bien en particules liquides, sont très-incertaines. Un criminel traduit devant une cour de justice, jouissant en apparence de la plus parfaite santé, exhala, soit par ses habits, soit par sa personne une telle quantité de vapeurs nuisibles, que plus de la moitié de l'auditoire fut infectée d'une fièvre putride : cependant, ni les hommes qui étaient le plus près de lui, ni ceux qui étaient placés dans d'autres points de la salle, n'en reçurent d'in-

dice, ni par l'odorat, le goût ou le toucher, ni
par toute autre sensation; de sorte que si cela
n'était pas arrivé plus d'une fois, ou même
fréquemment, jamais personne n'eût soup-
çonné que la maladie provenait de cette
cause. De même, lorsque la maladie véné-
rienne se manifesta pour la première fois,
personne n'imaginait qu'elle eût pour cause
le coït; on l'attribuait à la malignité de l'air:
aussi les religieuses de Paris, afin d'échapper
à l'infection, ne restèrent pas enfermées dans
leurs cloîtres; elles allèrent habiter des maisons
à la campagne, loin du mauvais air de la ville.

Pour reconnaître que l'atmosphère de la
chambre d'un malade ne contient point d'exhalaisons infectes ou nuisibles, nous n'avons
d'autre moyen que l'observation des diverses
circonstances sur lesquelles l'état actuel de
nos connaissances ne nous donne que peu de
lumières. J'ai souvent vu des personnes déjà
infectées et attaquées de la fièvre, couchées
dans une salle où se trouvaient plusieurs personnes affectées de la même maladie, passer
cette fièvre avec des symptômes aussi doux
qu'une autre que l'on tenait dans l'atmosphère
la plus pure qu'il fût possible : cependant, si
plusieurs personnes après être entrées dans la
chambre, avaient été atteintes de la fièvre, on

peut en conclure qu'elle renfermait une matière fébrile infecte. Nous devons donc juger
de la pureté de l'atmosphère dans laquelle se
trouve le malade, plutôt par la dimension de
la chambre, par sa clôture plus ou moins soi-
gnée, par le courant d'air, etc. ; mais ce sujet
n'est pas tellement éclairci qu'il n'y ait encore
des recherches à faire. Il est essentiel de noter
la chaleur de l'atmosphère de la chambre, tant
pour le traitement actuel du malade, que pour
la conduite du médecin.

La chaleur dans ses effets relatifs à la médecine ne peut être jugée seulement par le thermomètre placé dans la chambre du malade ;
il faut faire entrer en considération la température à laquelle il était accoutumé auparavant. Lors donc que nous disons que l'air
d'une chambre est chaud, nous ne pouvons
fixer à cette idée un degré précis du thermomètre. En Angleterre, pendant l'hiver,
60° de F. (12°½ R.) sont réputés une température chaude et même très-chaude ; en été
75° F. (18° R.) sont une température modérée.
Dans d'autres pays, c'est différent : il y a tels
lieux de l'Inde et de l'Afrique où 90° F.
(26° R.), en certaines saisons, sont réputés
froids. Après avoir d'abord déterminé ce qu'on
appelle généralement chaud dans diverses

(29)

saisons de l'année, nous pouvons le rapporter
au thermomètre. A Londres, dans la saison
froide, 55° F. (10° ½ R.) sont regardés comme
chauds : en été, la chaleur proprement dite
est de 73° F. (18° R.); les autres saisons varient entre ces deux points. Ce n'est pas ici le
lieu d'entrer dans la considération des effets
d'une atmosphère chaude ou froide sur les
maladies. Je citerai un seul exemple. Dans
les rhumatismes aigus, en hiver, si la température est de 60° F. (12° ½ R.), nous ne
verrons que rarement des métastases, tandis
qu'elles seront très - nombreuses lorsque la
température sera de 45 à 50° F. (5° ½ à 8° R.).

La *quatrième* colonne horizontale est con-
sacrée à l'observation des épidémies. Les
médecins de tous les siècles ont pensé qu'il
est d'un grand avantage d'observer les épidémies qui dominent, non-seulement parce
que cela est utile pour le traitement de
l'épidémie, mais parce que les mêmes causes
qui agissent sur le corps humain, de façon
à le rendre sujet à cette indisposition spé-
ciale, le rendent aussi susceptible d'être
affecté d'une manière particulière, lorsque
toute autre maladie se déclare. Je pourrais
donc établir cette colonne sur l'autorité
d'Hippocrate, de Sydenham, et de plusieurs
autres médecins d'un grand poids; mais peut-

être est-il utile de faire quelques observations pour déterminer quelles sont les épidémies particulières les plus nécessaires à noter.

D'abord il est de certaines maladies contagieuses qui deviennent épidémiques : elles peuvent naître d'une infection qui engendre une maladie, laquelle une fois qu'elle a eu lieu, ne se reproduit plus pendant la vie du sujet, telle est la petite-vérole. Dans ce cas, il est possible qu'une communauté parvienne à se préserver de la contagion, quoiqu'un grand nombre de personnes y soient disposées. Une multitude de maladies de ce genre peuvent se développer, si un accident quelconque introduit l'infection dans une telle communauté, quoiqu'il n'y ait rien dans l'air, dans la nature de la saison, ou dans d'autres circonstances semblables, qui rende, à cette époque, les hommes en général plus propres à recevoir l'infection. Une telle maladie devenant épidémique de cette manière, n'est pas très-utile à noter dans cette colonne, attendu qu'elle n'a pas d'influence remarquable sur d'autres indispositions ; mais il arrive fréquemment que les maladies contagieuses qui n'attaquent qu'une fois ou affectent plus d'une fois la même personne, naissent et se propagent à certaines périodes, dans une

communauté qui n'est pas suffisamment pré-
munie contre elles, ou qui l'est négligemment,
comme à Londres, où règnent toujours la
petite-vérole et d'autres maladies contagieuses
qu'on n'éprouve qu'une fois, et qui se propagent néanmoins plus universellement en
certains temps que dans d'autres. Il en est de
même de la peste, dont les médecins doivent
au docteur Russel, l'histoire la plus complète,
et d'autres maladies qui attaquent plus d'une
fois la même personne.

Si cela arrive, il faut qu'il y ait dans le
corps des hommes, en général, quelques
dispositions particulières qui les rendent plus
sujets à l'infection. Ces dispositions peuvent
avoir une influence considérable sur d'autres
maladies qui se déclarent; mais on ne les a
pas jusqu'à présent examinées avec assez de
précision : cependant, l'objet de ce tableau
des maladies est de répandre du jour sur
ce sujet, et par conséquent, il faut toujours
tenir des notes sur ces sortes d'épidémies.

Il existe aussi un autre genre de maladies
épidémiques, provenant de causes dont l'influence est très-générale, et qui ne sont pas
contagieuses; par conséquent, la maladie
se déclare le plus souvent dans une communauté, à une époque particulière, parce

que les corps des hommes, en général, sont disposés à être affectés plus facilement par ces mêmes causes. C'est ainsi qu'au printemps le corps humain est sujet aux inflammations phlegmoneuses, et en automne aux dyssenteries.

Ou bien il y a des maladies qui se propagent, soit par contagion, soit sans contagion, telles que les esquinancies *érysipélateuses*, communément appelées maux de gorge ulcéreux ou putrides, qui sont, sans doute, très-contagieuses, mais qui se montrent aussi souvent dans des lieux où il ne saurait exister aucun soupçon d'infection. Ces maladies deviennent certainement épidémiques, lorsque, dans une communauté, les corps des hommes se trouvent dans des circonstances particulières, qui les rendent plus sujets à être affectés, soit par la contagion, soit par toute autre cause. Dans ces sortes d'épidémies, presque toutes les infirmités qui affectent alors le corps humain se ressentent plus ou moins des circonstances qui ont occasionné l'affection épidémique, et cela exige par conséquent, de la part du médecin, une attention très-particulière.

La *cinquième* colonne contient des remarques sur le tempérament du malade.

Hippocrate reconnaissait quatre humeurs dans le corps humain, le sang, la bile, la bile noire et le phlegme : c'est pourquoi on distinguait les hommes, suivant la prédominance de l'une ou l'autre de ces humeurs, en sanguins, bilieux, mélancoliques ou phlegmatiques.

Cette doctrine fut généralement adoptée par les Grecs; elle fut de même enseignée par les Arabes, durant le règne des Abbâcydes, et passa en Europe avec les autres connaissances médicales des Grecs et des Arabes. Les observations modernes sur les fluides du corps humain, démontrent que la doctrine qui traitait de ces fluides n'avait pas le plus léger fondement; mais les médecins ont fréquemment remarqué ces apparences et ces différences, tant dans l'état de santé que dans l'état de maladie, et, conformément à cette théorie, les ont décrites en termes qui n'étaient applicables qu'aux hypothèses des causes dont on les faisait dépendre. Quoique ces hypothèses ne soient pas vraies, cependant les apparences qui les avaient fait imaginer étaient parfaitement fondées. Par exemple, il existe dans certains hommes, qui sont nés, qui ont été élevés, et qui vivent dans les mêmes circonstances que tous les autres membres d'une même communauté, une disposition aux inflammations phlegmoneuses et aux fièvres inflammatoires. Ceux qui ont cette disposition en ressentent l'influence dans les maladies dont ils sont attaqués; ils sont ce qu'on appelle d'un tempérament sanguin : il en est d'autres en qui une régularité parfaite se montre dans toutes leurs maladies ; la même disposition à la régularité est aussi évidente dans toutes leurs fonctions naturelles : on dit qu'ils sont d'un tempérament bilieux. Ceux chez qui on remarque beaucoup d'irrégularité dans l'état, soit de santé, soit de maladie, sont regardés comme ayant un tempérament phlegmatique (1). Il y en a d'autres, enfin, qui sont pour ainsi dire intraitables pendant toutes leurs maladies, comme en état de santé ; ceux-ci sont réputés être d'un tempérament mélancolique. Il faudrait une dissertation beaucoup plus longue que ne le comportent les bornes de ce mémoire, pour chercher dans les ouvrages des praticiens les passages qui prouvent que c'est ce qui a donné l'idée de ce qu'on appelle tempérament. Un médecin dont la pratique est tant soit peu étendue, doit être bien peu attentif s'il n'a-

(1) Je dirais plutôt un tempérament irritable. (*Note du traducteur.*)

perçoit pas clairement ces différences, qui, néanmoins, sont sujettes à une foule de modifications. Il serait à désirer que les anciens noms qu'on leur a donnés fussent abolis ; c'est pourquoi, dans mon tableau, je ne me suis point servi du terme de tempérament phlegmatique : mais soit que l'on fasse usage des anciennes dénominations, soit qu'on leur en substitue de nouvelles, soit que l'on donne une description générale de l'habitnde du corps, c'est un objet très-important à noter, parce que souvent il influe puissamment sur diverses circonstances de la maladie.

Par exemple, nous devons nous attendre, dans la petite-vérole, même avant l'éruption, à une inflammation générale et considérable pendant la période de l'éruption, si le malade a une grande disposition aux inflammations phlegmoneuses ; mais si c'est un malade d'une constitution sujette à de grandes irrégularités dans ses fonctions naturelles, nous pourrons compter que la maladie, au moment de l'éruption, présentera des pustules aqueuses, du malaise, un pouls très-fréquent et d'autres symptômes que j'ai appelés, dans mes *Élémens pratiques de médecine,* symptômes d'irritátion.

Outre ces différences dans la constitution

du corps, qui ont été observées par les médecins de presque tous les siècles, comme
étant à peu près générales parmi le genre
humain, il est des habitudes particulières
connues sous le nom d'idiosyncrasie, que j'ai
marquées dans la sixième colonne, qui peuvent
avoir une grande influence sur les symptômes
de la maladie, ainsi que sur les effets des
médicamens. J'ai vu, par exemple, plusieurs
cas où le pouls, au lieu de battre régulière-
ment, a été très-irrégulier; dans d'autres cas,
sans autre irrégularité, il était intermittent,
pendant que toutes les autres fonctions du
corps se faisaient parfaitement bien. J'ai vu
des personnes sur lesquelles l'opium, les pur-
gatifs, et d'autres médicamens produisaient
des effets tout à fait différens de ceux que les
observations nous fournissent ordinairement.
De telles singularités pourroient souvent in-
duire en erreur, si on ne les connaissait pas ;
c'est pourquoi elles forment la sixième colonne
horizontale.

Il est clair que l'on doit nécessairement
noter le genre de vie ordinaire du malade
avant sa maladie ; car non seulement il a de
l'influence sur la maladie elle-même et sur
ses symptômes, mais il doit servir aussi de
guide dans le traitement. Par exemple, si un

homme qui avait été accoutumé à boire, en état de santé, beaucoup de vin, était saisi d'une fièvre, et si cette fièvre continuait jusqu'à ce que ses forces fussent très-épuisées, on pourrait lui donner de fortes doses de vin; tandis qu'un homme qui n'aurait fait habituellement usage d'aucune liqueur spiritueuse, serait enivré avec la même dose. Quoique la méthode actuelle de quelques médecins soit de tenir les fiévreux dans un état d'ivresse, autant que j'ai été à portée d'en juger, cette pratique est tres-funeste : de même si l'on peut jamais prescrire les bouillons gras pendant la fièvre, il est assurément plus pardonnable de les ordonner à ceux qui sont accoutumés à une nourriture animale ; tels sont les Anglais.

Dans la manière de vivre, les points à considérer sont, le genre et la quantité des alimens et des boissons; les heures ordinaires des repas; si le malade était habituellement exposé aux injures de l'air, ou s'il n'y est pas accoutumé; la durée et les heures du sommeil; le degré et les temps d'exercice.

La manière de vivre formera donc la *septième* colonne horizontale.

La *huitième* colonne, qui vient après, contient différentes remarques relatives aux circonstances antérieures à la maladie. Je l'ai intitulée : *Times and contingencies* (époques et accidens). C'est en premier lieu l'âge du malade.

Il n'est pas fort important de remarquer le nombre exact d'années qu'un homme a vécu ; mais il faut indiquer les périodes où de grands changemens ont lieu : la première période peut être renfermée dans les neuf premiers mois ; la seconde, depuis cette époque jusqu'à la fin de la cinquième année. Pendant toute la durée de ces périodes, les enfans sont sujets à des maladies particulières, et ces maladies sont remarquables par leur irrégularité manifeste.

La troisième période est de cinq ans à quatorze : c'est de toute la vie de l'homme la moins exposée aux maladies, pourvu que la petite-vérole et d'autres contagions semblables qui n'attaquent qu'une fois, soient passées, ou qu'elles ne viennent qu'après, et pourvu aussi qu'il n'y ait point dans l'enfant de disposition scrofuleuse. La quatrième période est de quatorze à vingt-huit : il y a alors chez les hommes une disposition inflammatoire, et cette époque est fort dangereuse aux maladies des femmes. La période de vingt-huit à quarante-cinq ans est généralemeut exempte de graves maladies(1). L'époque de quarante-cinq ans à soixante vient ensuite, et après ce temps le système du corps tend rapidement vers son déclin.

Dans cette colonne, il faut noter ensuite le flux menstruel, la profession du malade, son pays natal et ses maladies antérieures; car ces dernières ont, dans plusieurs cas, de l'influence sur celles qui surviennent après : par exemple, une fièvre intermittente, changera une fièvre subséquente quelconque en intermittente, même après des années, comme je l'ai vu bien des fois. Enfin, il faut tenir note, dans cette colonne, de toutes les circonstances accidentelles.

Dans la *neuvième* et dernière colonne, il faut noter les causes ou circonstances externes qui ont agi sur le malade, ou provoqué sa maladie : on les appelle *causes occasionnelles des maladies.* Ces causes peuvent avoir influé sur une partie du corps ou sur l'ame. La connaissance des causes occasionnelles des maladies est d'une grande importance pour la conservation de la santé, et quoiqu'elle ne

____

(1) Mais depuis quarante jusqu'à quarante-huit ans, la cessation des règles est une époque très-critique pour les femmes. (*Note du Traducteur.*)

constitue pas elle seule une partie essentielle
de l'histoire d'un cas particulier, elle a beaucoup de rapport avec la science de la médecine
en général, et elle est souvent aussi d'une
grande utilité pour nous guider dans le traitement des maladies, s'il est vrai que la cause
ayant cessé, l'effet doit aussi cesser.

Il est souvent très-difficile de connaître la
cause occasionnelle d'une maladie, et dans
bien des cas, il n'y a aucun moyen de la
déterminer. On peut donner plusieurs raisons
de cette difficulté : la première est de notre
incertitude touchant ce qui peut agir sur le
corps, tant comme cause de maladie que comme
remède. Nous avons vu, par exemple, au
tribunal d'Old – Bailey, dans le temps que
M. Nash était maire, un criminel apporter
l'infection dans la salle du tribunal : un grand
nombre de personnes de l'auditoire contrac-
tèrent la fièvre appelée putride, tandis que
d'autres, dispersées avec elles dans les différentes parties de la même salle, n'en furent
point affectées, et sans qu'il y eût aucun
moyen de discerner quelque différence dans
la constitution des uns et des autres (1).

(1) Je suis persuadé que tous, ou la plupart de ceux
qui furent infectés, s'étaient trouvés placés dans le courant d'air sous le vent du prisonnier. La peste et plu-

Quoiqu'un homme ait été exposé impunément à une cause occasionnelle de maladie, ce n'est pas une preuve que cette cause occasionnelle n'ait pas d'influence sur d'autres : cependant, le contraire a été soutenu par beaucoup de médecins d'un grand mérite. Sir J. Pringle, par exemple, affirmait que l'humidité des habits n'était point une cause de catarrhe ou de rhumatisme, parce qu'il a vu beaucoup de personnes, et même des régimens entiers dont les soldats avoient porté des habits mouillés, sans gagner ni catarrhe ni rhumatisme. Il n'en est pas moins vrai que j'ai vu plus de deux cents individus qui, pour avoir des habits mouillés sur leur corps, étant d'ailleurs parfaitement bien portans, ont été attaqués immédiatement de catarrhes ou de rhumatismes, et lorsqu'il n'existait cependant aucune autre cause apparente de cette indisposition.

D'un autre côté, on se tromperait également en supposant qu'une action quelconque, si elle était immédiatement suivie d'une maladie, ait été la cause de cette maladie. Si, par exemple,

sieurs autres maladies contagieuses ne se propagent guère par l'air que de cette manière. (*Note du Traducteur.*)

après avoir bu un verre d'eau, un homme est subitement frappé d'apoplexie, il ne s'ensuivra pas que l'apoplexie ait été occasionnée par le verre d'eau. Si un médecin observe que dans un grand nombre de cas une maladie est survenue à la suite d'une circonstance qui a agi sur le système physique, et si ce médecin a été le seul qui se soit trouvé dans le cas de faire ces rapprochemens, il y aura un grand degré de probabilité que cette circonstance était la cause de la maladie. La probabilité augmentera si la même observation a été faite par plusieurs médecins : elle acquiert encore plus de probabilité, si ces médecins n'avaient point eu de communication entre eux; et elle deviendrait presque une certitude, si l'observation avait été faite par un grand nombre de médecins pendant plusieurs siècles, quoique la maladie ne se fût déclarée qu'une seule fois sur dix, vingt et même cent cas où la cause aurait agi. Telle est cependant le peu d'attention et d'exactitude des médecins, que bien des causes occasionnelles qui engendrent des maladies, sont par eux reconnues pour telles, plutôt d'après leur consentement tacite que d'après des preuves semblables à celles que je viens d'indiquer.

En second lieu, il arrive, sans contredit,

que dans bien des cas les causes occasionnelles
de maladies ne produisent pas sur-le-champ
leur effet, mais le sujet semble jouir d'une
santé parfaite quelque temps encore après
avoir été exposé à cette influence avant que
la maladie se manifeste. C'est ainsi que dans la
petite-vérole, après l'infection, le sujet continue de paraître en état de santé jusqu'à
l'apparition de la maladie. C'est là ce qui
augmente singulièrement la difficulté. Il est
vrai que, par rapport aux maladies qui ne pro-
viennent que d'une cause bien connue, telle
que la petite-vérole et autres contagions, la
cause est constante, alors même que l'on ne
comprend pas de quelle manière elle a agi
avant que ses effets en devinssent sensibles.
Mais dans d'autres cas, où une maladie peut
résulter de plusieurs causes, il devient extrêmement difficile de démêler celle qui l'a produite. Rien n'a plus contribué que cette incertitude à répandre de la confusion dans la
médecine; car les praticiens, en rapportant soit
un simple cas, soit le résultat de leur expé-
rience sur une maladie quelconque, n'ont fait
généralement aucune mention de l'intervalle
qui s'est écoulé entre la première action de la
cause supposée et le commencement de la maladie. C'est donc une règle rigoureuse, qu'en

remplissant cette colonne horizontale, on y détermine exactement combien de temps s'est passé après la première action de la cause supposée, jusqu'à ce que des apparences morbifiques se soient manifestées.

Lorsqu'une maladie se déclare quelque temps après que la cause occasionnelle a agi sur le corps, il est clair que cette cause a dû produire, dans le système physique, quelque altération d'où est résultée la maladie. Les conjectures relatives à cette altération ont formé la plus grande partie des erreurs, des hypothèses et de la confusion qui s'est répandue dans la médecine ; car ces conjectures sont, pour la plupart, fondées sur des suppositions vagues, et non pas sur des observations réelles. Il est donc bien temps de les écarter, et de ne noter que les apparences intermédiaires qui ont eu lieu depuis la première action de la cause, jusqu'à la manifestation réelle de la maladie. Peut-être ne sera-ce pas surcharger cette dissertation, déjà trop longue, que d'en donner un seul exemple. Le passage soudain du chaud au froid engendre assurément des maladies dans une multitude de cas. Il a été reconnu que les maladies qui en résultent ne se sont souvent montrées que quelque temps après que l'on avait réssenti l'impression du froid ; et, dans ce cas, on a supposé que la transpiration insensible étant arrêtée, l'humeur s'accumulait , devenait nuisible et capable d'engendrer des maladies ; on a donc supposé aussi qu'elle avait produit par ses qualités nuisibles la maladie dont il s'agit ; mais ces conjectures ne sont appuyées sur aucune preuve évidente(1).

Tous ces points doivent être considérés relativement à la certitude des causes actuelles de maladies. Il faut en outre avoir égard à une autre circonstance ; savoir : l'effet que la cause produit, si son influence continue d'exister pendant le cours de la maladie ; car quelquefois la continuation de cette influence cause la continuité du mal. Dans ce cas, la maxime *causâ demptâ, tollitur effectus* est vraie. Si une épine entre dans la chair, elle y produit une inflammation et l'entretient ; mais si cette épine est retirée avant que l'inflammation ait fait des progrès considérables, l'inflammation diminuera et cessera. Mais il peut aussi arriver

(1) Quoiqu'en dise l'auteur, je regarde comme très-probable la conjecture sur la qualité âcre de la matière qui sort du corps par la transpiration ou par la sueur, et sur son refoulement dans la masse du sang par le froid, et l'irritation qu'elle produit dans les parties intérieures du corps sur lesquelles elle s'est jetée. (*Note du Trad.*)

quoique la cause occasionnelle soit écartée
immédiatement après avoir agi, que son effet
continue, et que la maladie suive son cours ;
car il peut arriver, dans le système physique ,
ce que nous voyons arriver dans la méca-
nique : un corps, une fois mis en mouvement,
continue de se mouvoir quoiqu'il n'y ait pas
d'impulsion nouvelle. Il est possible aussi
que la cause occasionnelle , continuant d'a-
gir après avoir produit la maladie, ne l'aggrave
cependant pas ni ne la prolonge, comme j'ai
essayé de le prouver dans un précédent mémoire sur la fièvre. Le défaut d'attention
sur ce point a introduit dans la médecine
une infinité d'hypothèses, telles que l'idée
que quelque vice dans les fluides, est la
cause de la continuation de la fièvre. Un tel
vice, ou en d'autres termes, une altération
des propriétés du sang, ne peut jamais être
admise, à moins qu'elle ne soit démontrée
par des expériences; et quoique j'en aie moi-
même fait plusieurs pour déterminer les qualités des fluides contenus dans les vaisseaux
sanguins, ainsi que celles des fluides secrétés
pendant la fièvre, je n'y ai jamais remarqué
de qualités qui n'existassent point dans l'état
de santé, et aucun autre, que je sache, n'a

été plus heureux que moi (1). Il faut excepter cependant dans quelques cas de fièvre, dite *putride*, où le sang ne se coagule pas aussi fortement, et où ses particules se dissolvent facilement, et on aperçoit une tendance évidente à la putréfaction. Il y a même des cas où l'on croit avoir trouvé le sang fétide : mais cette putridité du sang me paraît être le résultat de la suppression des forces ; car elle n'arrive qu'après un grand affaiblissement du malade ; et lorsque cet épuisement a lieu dans d'autres cas, on remarque toujours les mêmes progrès vers la putréfaction.

Il y a donc des cas où la maladie, une fois produite par l'application d'une cause, continue d'avoir son cours, quoique cette cause

(1) Il en est ici, comme dans les expériences sur l'air ou sur l'eau, qui bien qu'évidemment viciés et nuisibles, ou imprégnés de particules contagieuses, ne donnent aucun signe de leur malignité ou propriété malfaisante, dans les analyses faites jusqu'à ce jour. Ainsi, quoique l'on ne trouve dans le sang aucune altération sensible, d'après nos expériences, il n'en faut pas conclure qu'il n'est pas vicié. Mais dans quelques maladies, telles que le scorbut, le rhachitisme, les pâles couleurs, le sang est évidemment altéré ; dans d'autres, les urines démontrent aussi une altération de l'état de santé. (*Note du Traducteur.*)

matérielle n'existe plus : de même qu'une masse de matière, une fois mise en mouvement, ne s'arrêterait point si elle était libre dans l'espace.

Ce cas peut arriver, non-seulement lorsque la cause engendre une maladie quelconque immédiatement après son application, mais aussi lorsque la cause occasionnelle produit un effet local qui se trouve être lui-même une affection morbifique, et peut produire ou ne pas produire une autre maladie ; et l'effet produit par la cause première, devient ainsi finalement la cause de cette dernière maladie.

J'ajoute seulement que quelques maladies paraissent suivre simplement leurs cours, sans que leur cause première continue d'exister ; ou l'effet produit par cette cause, dans le corps, peut, à son tour, devenir la cause d'une autre maladie dans le même sujet, comme cela paraît arriver dans quelques inflammations qui, excitées par la première cause, deviennent à leur tour la cause d'une fièvre générale ; mais cela est étranger au sujet qui nous occupe.

Tel est le sommaire des observations qu'il faut faire avant que la maladie se déclare.

Les autres points à observer pendant le cours de la maladie, sont placés dans les

colonnes verticales du tableau, et s'explique=
ront facilement d'eux-mêmes. Il n'y a qu'une
de ces colonnes qui ait besoin d'explication :
c'est le jour précis de la maladie.

On a considéré diversement le jour, selon
le but qu'on avait pour mesurer le temps. Il est
superflu de dire que l'on a compté le jour
depuis le lever jusqu'au coucher du soleil,
ou bien depuis le temps où le soleil a passé
le méridien jusqu'à son second passage sur le
méridien ; on a encore compté le jour depuis
le passage d'une étoile sur le méridien jusqu'à son retour sur le même méridien. Toutes
ces mesures du temps, aussi bien que d'autres,
ont leur utilité particulière.

On sait que presque tous les anciens médecins grecs ont compté les jours dans les
maladies, comme l'ont fait les Arabes, la
plupart des modernes, les Chinois, en un
mot, presque toutes les nations chez lesquelles la médecine a fait quelques progrès.
Cependant, peu d'auteurs ont considéré l'é-
poque exacte à laquelle commence le jour
médical. Il est vrai que presque tous ont pris
cette période depuis le passage du soleil au
méridien jusqu'à son passage suivant au même
méridien ; mais par cette manière de mesurer,
la durée du jour est inégale. Il paraît néanmoins

4

que l'on s'accorde universellement à croire
que cette inégalité ne doit pas nous empêcher
de considérer cette période comme la longueur d'un jour médical. Mais le moment
précis où doit commencer le jour médical, est
un point que, pour l'exactitude, on devrait
fixer de prime-abord. Supposons que deux
fièvres, dans deux différentes personnes, commencent à onze heures du matin le dimanche,
et que, dans l'une, la crise ait lieu le dimanche
suivant à huit heures du matin, et dans l'autre,
à deux heures après midi : d'après la manière
ordinaire de compter, les deux crises seraient
arrivées le huitième jour de la maladie ; mais
si nous commençons à compter le jour à
l'époque même de l'invasion de la fièvre,
alors la crise qui est survenue à huit heures du
matin tombe au septième jour, et celle survenue à deux heures après midi tombe au
huitième.

Ainsi, à moins que ce point ne soit préala-
blement fixé, il règne la plus grande incertitude dans tout ce qui concerne les jours
critiques. Il y aurait peut-être deux manières
de compter le commencement des jours mé-
dicaux ; l'une à dater du commencement de
la maladie elle-même, à quelque heure du
jour qu'elle ait commencé, ce qui me paraît

avoir été adopté ; et cette méthode, autant que j'en puisse juger, est propre dans les inflammations purement phlegmoneuses, suivies de *fièvre symptomatique* ; c'est-à-dire, avec augmentation de chaleur et accélération du pouls, produites par l'inflammation topique. Je ne parle pas ici des inflammations phlegmoneuses produites à la suite de la fièvre, dans lesquelles la fièvre est la maladie primitive. Mais, chaque soirée, tout homme jouissant même de la meilleure santé, éprouve une espèce d'attaque fiévreuse, qui commence vers cinq heures ; par conséquent, cette heure, dans beaucoup de maladies, doit être regardée comme le commencement du jour médical.

Ce serait allonger cette dissertation au-delà des bornes, en exposant les observations recueillies dans ma pratique, et dans les écrits des médecins qui ont traité cette matière, et qui m'ont fourni les raisons pour lesquelles je fixe cinq heures du soir pour le commencement du jour médical. Ce serait m'écarter encore plus de mon sujet, que d'énumérer les cas dans lesquels le temps de la première attaque de la maladie doit être compté comme le commencement du jour médical ; et les maladies dans lesquelles il faut placer ce commencement à cinq heures du soir.

De Haen a observé une autre circonstance relative au commencement de la maladie : c'est qu'il arrive dans certaines indispositions, par exemple dans les fièvres, que certains symptômes légers et fugitifs se présentent avant l'attaque réelle de la maladie ; dans ce cas, c'est de l'apparition de ces symptômes qu'on doit compter le commencement de la maladie. Il est très-nécessaire de faire attention à cette circonstance (1).

OBSERVATIONS

Sur les exemples cités dans les Tableaux.

Il est bon d'observer que dans un cas qui fait l'objet du premier tableau, il y a une colonne pour l'état de la bouche et de la gorge : c'est une colonne variable ; elle est réservée pour les apparences qui ont lieu

(1) C'est le cas, surtout dans les fièvres continues, où le malade sent, dix, quinze ou vingt-quatre heures avant l'attaque réelle de la maladie, un malaise général, des frissons, mal de tête, etc. C'est de l'époque de ces symptômes qu'il faut compter le jour médical pour déterminer les jours critiques, et non pas de l'accès qui a lieu le soir du même jour, ou le soir, vingt-quatre heures après.

dans une partie du corps, lorsque cette partie est le siége de la maladie.

Un des cas que j'ai choisis pour exemple peut être considéré comme ne convenant point, parce qu'il n'est pas complétement décrit; mais je l'ai choisi exprès moins parfait, parce qu'il arrive fréquemment que le médecin ne peut se procurer l'histoire de la première partie d'une maladie.

Je ne vis point ce malade au commencement de la maladie, par conséquent je ne pus savoir que par ouï-dire ce qui s'était passé les premiers jours : j'ai choisi aussi une maladie de peu de durée, ne voulant point porter, sur la maladie en elle-même, l'attention qui devait se porter sur la vue générale du plan.

Dans le second tableau, j'ai présenté un cas de fièvre plus complet, et j'en ai beaucoup d'autres du même genre dans mon portefeuille. J'ai eu une autre raison pour choisir, comme premier cas, celui d'une inflammation érysipélateuse (1), ne fût-ce que pour observer que, quoique plusieurs praticiens de Londres connaissent bien l'usage de l'é-

____

(1) Plus proprement, *Phologosis membranœ mucosœ*. (*Note du Traducteur.*)

corce de *cinchona officinalis* dans les inflammations érysipélateuses, cependant la connaissance de ses vertus, dans de pareilles
inflammations, n'est pas générale. Peu importe
celui qui a fait quelque invention dans la
science de la médecine; car il est suffisamment
récompensé par la satisfaction d'avoir secouru
des malades par l'application d'un nouveau
médicament inconnu avant lui, ou par celle
d'un autre déjà connu, mais appliqué par lui
d'une manière neuve; ou enfin dans des maladies où il n'a pas été appliqué auparavant(1).
Je ne prétends donc pas disputer la priorité
de l'emploi de ce remède à quiconque s'en
regarderait comme l'inventeur; je veux seulement montrer par quels progrès j'ai reconnu
que c'est le plus puissant remède dans les
inflammations de cette espèce.

J'entends par inflammation érysipélateuse,
l'inflammation simple de la peau, ou l'inflam-

(1) Je ne partage pas l'opinion de l'auteur; et je
crois, au contraire, qu'il est bon de noter le nom de
l'inventeur d'un nouveau remède, ou de quelque dé-
couverte utile, si ce n'est pour montrer notre gratitude
envers les inventeurs, du moins pour encourager d'autres
à faire des recherches utiles, et à les communiquer à
leurs contemporains : l'homme souffrant en profite toujours. (*Note du Traducteur.*)

mation de la surface d'un ulcère où la surface
seule est enflammée, ou bien l'inflammation
de la membrane muqueuse, lorsque la sécrétion des glandes muqueuses est seulement un
peu augmentée.

Ce fut en 1759 que j'administrai, pour la
première fois, le quinquina, à la dose d'une
once en vingt-quatre heures, dans un phimosis
accompagné d'une forte inflammation de la
peau de toute la verge, ayant observé, plusieurs fois auparavant, que ce genre d'inflammation augmentait par les évacuans. La maladie fut dissipée en moins de quarante-huit
heures.

L'année d'après, j'arrivai tout justement
pour voir mourir mon ami le docteur Balfour
Russel : il avait ce qu'on appelle une esqui-
nancie putride, ou mal de gorge accompagné
d'ulcères à la gorge. Le docteur Fothergill et
le frère du malade le suivaient depuis le
commencement de la maladie. Frappé de
l'inefficacité du traitement par le moyen des
stimulans qu'on avait employés, et ayant vu
en même temps, par beaucoup de cas semblables (car je travaillais alors depuis dix ans
pour pouvoir entrer avec dignité dans la
carrière de la médecine), que les évacuations
par la saignée et les autres moyens anti-phlo-
gistiques étaient également très-pernicieux,

j'ai conçu l'idée que, dans cette espèce d'inflammation, le quinquina pourrait aussi être
employé en grandes doses avec succès. J'en
fis usage, et avec un grand avantage, dès le
premier cas où cette maladie se présenta.
Comme cette maladie n'était pas rare alors,
j'eus différentes occasions de voir les effets de
ce remède : je les trouvai toujours heureux,
et, en conséquence, je hasardai d'en étendre
l'usage à d'autres cas d'érysipèles, tels que
ceux qui arrivent fréquemment au visage, ou
sur d'autres parties du corps. Je fus enfin si
bien convaincu de la vertu du quinquina, que
je le recommandai à mes élèves, et en publiai
l'usage pour l'inflammation érysipélateuse de
la gorge, dans mes Élémens de Médecine
pratique ; mais avec cette défiance qu'un jeune
praticien devrait toujours avoir quand il s'agit
de l'introduction d'un nouveau procédé (1).

En 1771, je fus nommé médecin de l'hôpital de Saint-Thomas, où l'on a souvent
occasion d'essayer l'efficacité des remèdes.
J'eus occasion d'y vérifier par moi-même, et

_____

(1) Beaucoup de nos jeunes gens font aujourd'hui
le contraire. Ils commencent par écrire et à se donner
l'air d'instruire les autres, lorsqu'ils devraient étudier
et apprendre. (*Note du traducteur.*)

de prouver à ceux de mes collègues qui étaient présens, que dans tous les cas de simple inflammation érysipélateuse, lorsqu'elle n'est point compliquée d'inflammation phlegmoneuse, ou d'une sécrétion fort abondante des glandes muqueuses, et que même dans ce dernier cas, le quinquina est le plus efficace remède que l'on puisse employer, et qu'il réussit presque toujours. Il faut le donner en subtance, si l'estomac du malade peut le supporter; et dans cette maladie, il le supportera presque toujours. On en administrera la plus forte dose possible, c'est-à-dire communément le premier jour, un gros par heure.

Je crois qu'il y a dans ce pays encore beaucoup de praticiens qui persistent à traiter les inflammations érysipélateuses, et celles de la membrane muqueuse en général, par la saignée et autres évacuations, que j'ai toujours trouvées nuisibles. Je ne crois pas que l'usage du quinquina soit connu hors de l'Angleterre, excepté pour la gonorrhée virulente (1), dans laquelle je l'ai recommandé dans mon livre ci-dessus cité. Il suffit de faire l'essai de cette méthode, pour être convaincu de son efficacité.

(1) Plus exactement *Blénnorrhagie de l'urètre,*

FIN.

CAS I. Madame L.

[label cut]	Londres.
…précédentes :	deux hivers très-longs et froids, suivis d'étés aussi froids ; mais les automnes doux, surtout le dernier.
…ture présente :	fréquentes inflammations de la peau, ou éruptions rouges, tantôt simples, tantôt accompagnées d'une inflammation de la membrane muqueuse de la gorge ; maux qui ont ravagé particulièrement la partie de la ville où la malade demeure.
…ment :	Stature au-dessous de la médiocre, et grêle ; son pouls, en état de santé, petit et faible, et devenant fréquent par des causes légères.
…rasie ou particularités :	
…de vivre :	comme les femmes du rang moyen de la société ; régulière concernant l'heure de se coucher et de dormir.
…fession ; pays ; maladies précédentes :	Âgée de 29 ans ; menstrues régulières, pas très-copieuses ; mariée depuis 4 ans, sans avoir eu d'enfans ; a eu, il y a deux ans, une fièvre (vulgo typhus) qui a duré presque quatre semaines.
…ccasionnelles :	aucune, à ce qu'il paraît.

	N°	Jour	Jours de la maladie	Pouls	Peau	Température : Thermomètre	Température : Sensation du Malade	Température : Au toucher	Muscles	Yeux	Langue
r. m.	12	Vendr.	1								
	13	Sam.	1 et 2	entre 80 et 90			pas chaude				
	14	Dim.	2 et 3	environ 100			pas chaude				chargée
	15	Lundi.	3 et 4	environ 110			chaude				plus chargée
m.	16	Mardi.	4	124	sèche	105	chaude	chaleur modérée	nulle part tendus	abattus	mucosité épaisse, brune, formant un triangle, dont la base vers le gosier.
m.	17	Mercr.	5	96	humide et naturelle	100	tempérée	chaleur modérée	naturels	moins abattus	croûte muqueuse moins épaisse

N°	Jour	Bouche et Gorge	Respiration	Estomac	Alimens et Breuvage	Intestins	Urine	Sommeil	Observations et Remarques	Médicamens
12	Vendr.	a commencé à sentir un malaise à la luette		un peu d'appétit	s'est abstenue de viande				aucune incommodité, excepté à la luette.	Applicetur linim. ammoniacæ externe gutturi.
13	Sam.	mal à la gorge	naturelle	aucun appétit	thé et décoction de gruau	selle naturelle le matin	n'a pas été observée	agité	malaise universel.	Pulvis stibiatus doctoris James vesperi.
14	Dim.	ulcère rouge, et commencement d'escarre	plutôt gênée	nausée	eau de bœuf, eau d'orge	pas de selle	de même	très-peu de sommeil, mais assoupissement		Mixt. salina cochl. iij. cum tartr. potass. stibiati gr. ¼. sexta quaque hora.
15	Lundi.	l'escarre augmente	pas beaucoup affectée	nausée	de même	selle le matin	de même	de même		R. cinchon. pulv. ℥ij. tertia quaque hora. R. myrrh. ℨij. mell. ros. ℥ij. aq. pur. ℥iij. m. subinde utend. pro gargarismate.
16	Mardi.	couleur de cendre couvrant toute la tonsille droite, la membrane qui entoure l'escarre, pâle.	pas tout-à-fait libre, à cause de l'affection de la gorge	nausée qu'elle attribue aux médicamens	sagou, panade, etc., avec du vin, limonade	selle comme à l'ordinaire le matin	de la couleur de petit lait	sommeillant, et assoupie	époque de ma première visite.	R. aq. menth. vulg. ℥ß. cort. cinchon. pulv. ℈j. tinct. lavand. comp. ℈j. ft. haust. omni 2 hor. sumend. R. ol. oliv. ℥ij. ammoniacæ ℥ij. m. ft. linim. gutturi applicandum. R. infus. rosar. (*) ℥vj. tinct. myrrh. ℨij. pro gargarismate.
17	Mercr.	la membrane rouge à l'endroit de l'escarre commence à se séparer	plus difficile à cause de la gorge	pas de nausée, mais sans appétit	de même	de même	plus foncée avec un petit nuage	de même	L'escarre est tombée le soir du 18, et elle va mieux.	continuentur medicamenta.

(*) Infusum rosæ paratur ex ros. rubr. ℈[illegible]. aquæ destillatæ fervidæ ℔iß. colat. adde acid. sulforic. diluti ℨiij. sacchar. puri ℥ß,

CAS II. Monsieur R.

Climat :	Londres.
Saisons précédentes :	trois hivers très-froids et très-longs, les premiers jours du printemps très-chauds; mais froid depuis deux mois; vent nord-est.
Température présente:	froide, eu égard à la saison.
Épidémies:	dans différens quartiers de la ville diverses maladies ont régné; dans le quartier où le malade demeure, des fièvres putrides, accompagnées des symptômes d'une grande irritabilité, dominoient.
Tempérament :	atrabilaire fortement prononcé; couleur brune, cheveux rudes et noirs; jugement sain; caractère fixe et déterminé; habitudes opiniâtres.
Idiosyncrasie ou particularité :	aucune.
Manière de vivre :	libre mais régulière; a dîné à cinq heures, son heure accoutumée; a mangé avec bon appétit; a bu une bouteille de vin de Porto après dîner; n'a pas soupé; a fait beaucoup d'exercice dans la journée.
Âge, profession, pays; malad. précéd. du malade:	âgé de 35 ans; célibataire, mais non pas rigoureusement.
Causes occasionnelles :	a passé, il y a quinze jours, la nuit avec un ami qui est mort d'une fièvre putride.

Température du Malade.

1787.			jours de la maladie	Pouls.	Peau.	d'après le Therm. de Fahr.	d'après la sensation du Malade.	au toucher du Médecin.	Yeux.	Langue.
Juin. 4 h. apr. m.	27	Mercr.	1.er	130	très-sèche et rude au toucher, d'un brun foncé	105	très-froid	froid, excepté dans la bouche et dans les paumes des mains	regard vague	couverte d'une mucosité blanche
2 h. apr. m.	28	Jeudi.	1.er	104	moins rude au toucher, et d'une couleur jaunâtre sale	102	très-chaud	chaud, et dans les paumes des mains brûlant	yeux fixes et stupides	plus chargée
midi.	29	Vendr.	2.e	102	presque de même	103	de même	de même	de même	de même
5 h. apr. m.	30	Sam.	3.e	106	de même	104	le malade se plaint beaucoup de chaleur	pas si brûlant	un peu humides	d'une couleur brune
Juillet. 8 h. apr. m.	1	Dim.	5.e	112	sèche et rude au toucher	105	excessivement chaud	brûlant	plus hébétés	plus chargée, et plus brune
midi.	2	Lundi.	5.e	104	humide et moins rude	101	moins chaud	moins brûlant	un peu moins hébétés	encore plus chargée de mucus brunâtre et sec
2 h. apr. m.	3	Mardi.	6.e	100	presque de même	103	de même	piquant	de nouveau plus hébétés	de même
1 h. apr. m.	4	Mercr.	7.e	108	sèche et rude	100	chaud	pas très-piquant	encore plus hébétés	sèche et la croûte plus foncée
5 h. apr. m.	5	Jeudi.	8.e	110	un peu moins rude	104	moins chaud	de même	de même	du même
midi.	6	Vendr.	9.e	112	sèche et très-rude au toucher	105	le malade n'a pas la tête assez libre pour juger	pas si piquant, excepté aux paumes des mains	hébétés et hagards	de même
2 h. apr. m.	7	Sam.	10.e	108	moins sèche	103	de même	de même	de même	encore plus foncée
9 h. apr. m.	8	Dim.	11.e	118	très-sèche et très-rude au toucher	106	en délire et incapable de s'expliquer	très-piquant	changeant à tout moment	très-sèche et un peu lisse à la surface
1 h. apr. m.	9	Lundi.	12.e	104 (jusqu'ici a été obstrué), mais à présent moins; petit et faible	moins sèche et moins rude	102	beaucoup de délire	moins piquant	hébétés	sans croûte, mais très-luisante à la surface quand elle est sèche
2 h. apr. m.	10	Mardi.	13.e	108	un peu humide	100	de même	de même	très-stupides	de même
1 h. apr. m.	11	Mercr.	14.e	100 beaucoup plus mou, mais faible	humide	98	incapable de s'expliquer	température naturelle	de même	humide, mais crue
midi.	12	Jeudi.	15.e	108 mais pas tout-à-fait régulier	sèche	96	de même	de même	de même	sèche et luisante

1787.			Respiration.	Épigastre.	Estomac.	Alimens.	Boissons.	Intestins.	Sommeil.	Urine.	Observations particulières sur l'état du Malade.	Médicaments.
Juin. 4 h. apr. m.	27	Mercr.	très-difficile	tendu	nausées	a vécu avant l'attaque comme à l'ordinaire		selle régulière			à 3 heures après midi il a été saisi de froid, ou plutôt d'un engourdissement suivi d'une sensation froide.	Hora octava cap. lt. ipec. gr. vj. tartasus stibiati gr. j. stibiati alcalisati mal. gutt. xxx cum sequenti sexta quaqua. R. aq. menth. sat. alcohol. cinnamom. sacchar pur. ℥β.
2 h. apr. m.	28	Jeudi.	soulagée	encore tendu	point de nausées	n'a pas pris de nourriture solide	seulement de l'eau d'orge	deux selles dans la nuit	un peu agité	sédiment blanc très-léger	douleur de tête très-forte, au-dessus des yeux, et extérieurement à l'occiput.	Perstet in usu medic. secundo dosin vini. Duabus guttis singulis bus.
midi.	29	Vendr.	de même	de même	point d'appétit, mais la boisson et les médicamens passent		de même	pas de selle	agité et souvent interrompu	à 1 h. après minuit, limpide; à 4 h. sédiment blanc léger	mal de tête continu, accompagné d'un peu de délire.	Repetantur haustus stibiat. R. infus. sen. Tinct. senn. ℥ij. potassæ ℥j. M. Haust. sumend. Applicentur pastica pone aures.
5 h. apr. m.	30	Sam.	fréquente	de même	pas d'appétit, mais sans nausées		de même	deux selles liquides	nuit très-agitée, peu de sommeil, et souvent interrompu	tout-à-fait transparente et plus colorée	mal de tête diminué, mais continuation du délire; 40 gouttes de la médecine ont produit le mal de cœur. La dose prescrite étoit seulement de 3℈.	Perstet in usu medic. haustu laxantico m...
Juillet. 8 h. apr. m.	1	Dim.	de même	moins tendu	de même			pas de selle	nuit un peu plus tranquille	transparente pendant toute la journée	très-peu de mal de tête ce matin; mais depuis il a recommencé.	Perstet in usu medic...
midi.	2	Lundi.	pas très-gênée	pas tendu	de même	fruits cuits, de l'orge, pois, pommes de terre	petite bière, l'eau d'orge acidulée	selle naturelle le matin	sommeil très-agité pendant la 1.re partie de la nuit, mais calme après	transparente et foncée, excepté la dernière, qui a un petit nuage muqueux	mal de tête moins violent que le soir, mais encore un peu de délire.	Perstet in usu medic.
2 h. apr. m.	3	Mardi.	de même	de même	de même	de même	de même	point de selle	interrompu et agité pendant toute la nuit	transparente toute la journée	de même.	Perstet in usu medic. Sumat pulv. rhei gr. x.
1 h. apr. m.	4	Mercr.	plus difficile	tendu	de même	de même	de même	une selle le matin	pas de sommeil jusqu'à 4 h. du matin, et depuis interrompu	tout-à-fait transparente et colorée	mal de tête continu, accompagné de délire, sans symptôme de plénitude de vaisseaux ou de rougeur; plus mal le soir; très-agité et en fort délire vers minuit, mais un peu plus calme vers les 4 heures.	Applicetur nuchæ epispasticum. Haustui vesper. adde ætheris (vulgo liq. anod. min.) Vesperi extremitatibus inferior. Applicetur fotus aquâ calida per...
5 h. apr. m.	5	Jeudi.	moins difficile	moins tendu	de même	d[e] même	de même	point de selle	peu de sommeil, et agité pendant la nuit	de même	moins en délire cette nuit que la précédente, mais très-mal à son aise.	Perstet in usu medic. Injiciatur enema pro enemate. R. decocti lenitiv. et ol. lini ā ℥j.
midi.	6	Vendr.	très-difficile	peu tendu mais quelque tension dans l'abdomen	incapable de juger	de même	de n. me	deux selles copieuses et fétides	presque pas de sommeil	de même	nuit très-agitée avec délire; le délire est à présent beaucoup moins violent, mais le malade n'a pas toute sa connaissance, et ne sait pas trop ce qui se passe à l'entour de lui.	Perstet in usu medicam.
2 h. apr. m.	7	Sam.	moins difficile	de même	sans nausées	de même	on y a ajouté un peu de vin.	point de selle	sommeil très-agité et pas plus d'une demi-heure de suite	presque la même	le lavement rendu sans matière fécale.	Perstet in usu medicam.
9 h. apr. m.	8	Dim.	fréquente	beaucoup de vents dans les intestins, et le ventre gonflé	le malade ne refuse pas la nourriture	de même	du lait avec de l'eau, outre l'eau d'orge pour boisson	une évacuation copieuse et très-fétide	la nuit meilleure	un petit nuage le matin, et après tout-à-fait transparente	grande agitation avec délire, au point de ne connaître personne.	R. aq. menth. castorei trit[i] opii gutt. viij. sacch. alcoh. cinnamon. ℥β ℥j. ft. haust. sexta quaque horâ sumend. Repetantur...
1 h. apr. m.	9	Lundi.	peu dérangée	de même	de même	de même	de même, avec un peu plus de vin, 1 litre en 24 heures.	de même	pas de sommeil, et beaucoup de délire jusqu'à 5 h. du matin, ensuite sommeil léger.	un petit nuage		Perstet in usu medicam.
2 h. apr. m.	10	Mardi.	de même	flatulence plus considérable	de même	de même	de même, avec de l'eau de bœuf	deux copieuses évacuations fétides	léger assoupissement pendant toute la nuit, mais presque pas de sommeil	de même		Perstet in usu medicam.
1 h. apr. m.	11	Mercr.	aisée	flatulence encore considérable	de même	de même	de même	une selle, mais seulement le matin	sommeil pendant 2 heures le matin	un fort nuage; le reste comme de l'eau	La première partie de la nuit très-agitée, et très-peu d'espérance de conserver le malade jusqu'au matin, à cause de l'extrême débilité et délire.	Perstet in usu medicam.
midi.	12	Jeudi.	de même	de même	de même	de même	de même	après le lavement, une selle fétide, copieuse, et accompagnée de vents.	a dormi 3 heures sans interruption	sédiment briqueté	grande difficulté d'empêcher les gardes de lui donner plus de vin.	Perstet in usu medicam.

De cette époque le malade se rétablit peu à peu sans aucune crise particulière.